BEI GRIN MACHT SICH IHR WISSEN BEZAHLT

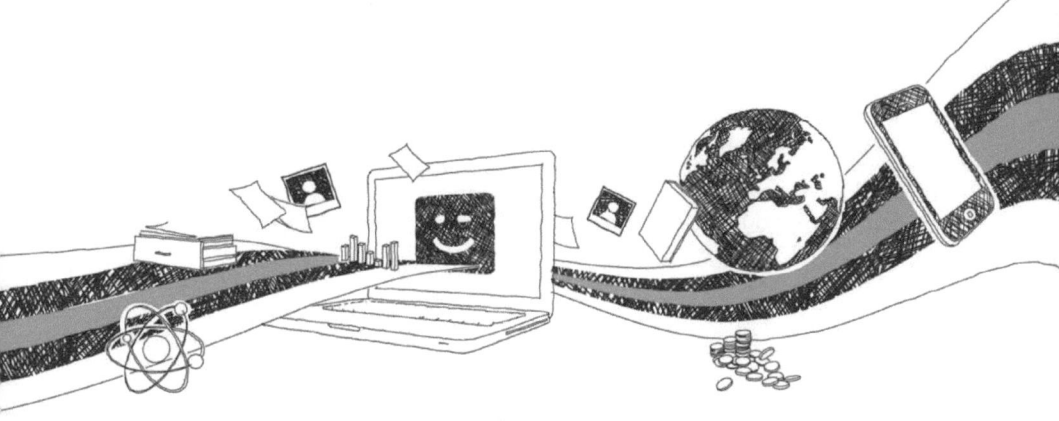

- Wir veröffentlichen Ihre Hausarbeit, Bachelor- und Masterarbeit

- Ihr eigenes eBook und Buch - weltweit in allen wichtigen Shops

- Verdienen Sie an jedem Verkauf

Jetzt bei www.GRIN.com hochladen und kostenlos publizieren

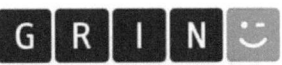

Bibliografische Information der Deutschen Nationalbibliothek:

Die Deutsche Bibliothek verzeichnet diese Publikation in der Deutschen National-
bibliografie; detaillierte bibliografische Daten sind im Internet über http://dnb.d-
nb.de/ abrufbar.

Impressum:

Copyright © 2013 GRIN Verlag
Druck und Bindung: Books on Demand GmbH, Norderstedt Germany
ISBN: 9783656474128

Andreas Krebs

Das ABCDE der Erstbeurteilung von schwerverletzten und polytraumatisierten Notfallpatienten in der Präklinik

Entwurf eines Schulungskonzepts für die rettungsdienstliche Fortbildung an einer Lehrrettungswache

GRIN Verlag

GRIN - Your knowledge has value

Der GRIN Verlag publiziert seit 1998 wissenschaftliche Arbeiten von Studenten, Hochschullehrern und anderen Akademikern als eBook und gedrucktes Buch. Die Verlagswebsite www.grin.com ist die ideale Plattform zur Veröffentlichung von Hausarbeiten, Abschlussarbeiten, wissenschaftlichen Aufsätzen, Dissertationen und Fachbüchern.

Besuchen Sie uns im Internet:

http://www.grin.com/

http://www.facebook.com/grincom

http://www.twitter.com/grin_com

Das ABCDE der Erstbeurteilung von schwerverletzten und polytraumatisierten
Notfallpatienten in der Präklinik

Entwurf eines Schulungskonzepts für die rettungsdienstliche Fortbildung an
einer Lehrrettungswache

Hausarbeit im Modul M2 – Beraten und Anleiten

SRH Hochschule für Gesundheit Gera GmbH
Studiengang Medizinpädagogik (B.A.)

Eingereicht von: Andreas Krebs

Eingereicht am: 30.06.2013

Abstract

Bei der präklinischen Versorgung von schwerstverletzten Patienten ist es notwendig, alle lebensbedrohlichen Zustände im Rahmen einer Erstbeurteilung zu erkennen und diese adäquat zu behandeln. Zu dieser Beurteilung eignet sich das ABCDE-Schema, welches eine prioritätsorientierte Erstuntersuchung eines Notfallpatienten beschreibt.

Das hier beschriebene Konzept zeigt eine Möglichkeit, das ABCDE-Schema im Rahmen einer rettungsdienstlichen Fortbildung auf einer Lehrrettungswache zu lehren. Dabei werden Voraussetzungen der Lehrenden, Lernbedürfnisse der Teilnehmer, Methoden zur Durchführung der Fortbildung sowie das ABCDE-Schema inhaltlich erläutert.

Inhaltsverzeichnis

Abbildungsverzeichnis

Tabellenverzeichnis

Im nachfolgenden Text wurde bei der Bezeichnung von Personen immer die maskuline Form verwendet. Dies dient der besseren Lesbarkeit des Textes. Die Bezeichnung von Personen bezieht sich dennoch immer auf das weibliche und männliche Geschlecht.

1   Fachlicher Hintergrund - Das ABCDE-Schema

Scholz, Gliwitzky, Bouillon, Lackner, Hauser und Wölfl (2010) beschreiben, dass in einer retrospektiven Analyse bei 893 von 22.577 Traumapatienten 1032 signifikante Behandlungsfehler identifiziert wurden. Diese hatten einen negativen Einfluss auf die Behandlung. Dabei wurden bei 114 Patienten relevante Diagnosen erst nach 24 Stunden gestellt. Größte Fehlerquoten wurden bei der Beurteilung von abdominellen Verletzungen festgestellt. Um Behandlungsfehler und Fehler bei der Diagnostik von lebensbedrohlichen Verletzungen bei schwerstverletzten Personen zu vermeiden, verweisen die S3-Leitline Polytrauma/Schwerverletzten-Behandlung und international anerkannte Behandlungs-konzepte, wie Advanced Trauma Life Support (ATLS), Prehospital Trauma Life Support (PHTLS) und International Trauma Life Support (ITLS), auf eine schnelle und einheitliche Erstbeurteilung des Notfallpatienten. Diese Erstbeurteilung, auch „primary survey" genannt, beschreibt eine Untersuchung nach dem ABCDE-Schema (Tabelle 1). Dabei gilt der Grund-

Tabelle 1

Übersicht über Erstuntersuchung und Erstmaßnahmen gemäß ABCDE-Schema

	Erstuntersuchung	Erstmaßnahmen
A – Airway	Untersuchung der Atemwege (Verlegung der Atemwege, Atemgeräusche?)	Sicherung der Atemwege, HWS-Stabilisierung
B – Breathing	Beurteilung der Atmung (Qualität, Atemfrequenz, S_pO_2, Auskultation der Lunge, Stauung der Halsvenen)	ggf. Sauerstoffgabe oder assistierte Beatmung, Entlastungspunktion beim Spannungspneumothorax
C – Circulation	Beurteilung des Kreislaufzustands (sichtbare starke Blutungen, Schockzeichen, Untersuchung von Abdomen, Becken, Oberschenkeln)	Blutstillung bei starken äußeren Blutungen
D – Disability	Beurteilung des neurologischen Zustands (Glasgow-Coma-Scale, Pupillendifferenz)	
E – Exposure/ Enviorment	vollständige Entkleidung des Patienten, Wärmeerhalt	Wärmeerhalt, Maßnahme ggf. erst im Rettungswagen durchführen

satz, dass an erster Stelle das Problem behandelt wird, welches primär den Tod zur Folge hat (eng. „treat first what kills first"). So müssen verlegte Atemwege (A-Problem) erst freigemacht werden, bevor mit der Behandlung einer Ateminsuffizienz (B-Problem) begonnen werden kann.

2 Methodik der Anleitung

Bei der nachfolgend geschilderten Mikroschulung handelt es sich um eine Anleitungssituation nach Quernheim, welche aus fünf Phasen besteht. Diese Phasen sind definiert als Vorbereitung der Anleitung, Planung der Anleitung, Durchführungsphase, Übungsphase und Evaluation.

In der ersten Phase, der Vorbereitung der Anleitung, werden die Lernvoraussetzungen und das Lernbedürfnis der Schulungsteilnehmer erläutert. Zusätzlich wird die zu erwartende Motivation der Schulungsteilnehmer beschrieben.

In der Planungsphase der Anleitung (zweite Phase) werden die Lerninhalte und Lernziele sowie Lernmethoden beschrieben.

Nachdem die Rahmenbedingungen definiert wurden, beginnt die eigentliche Schulung mit der dritten Phase, der Phase der Durchführung. In der Durchführungsphase werden die zu erlernenden Tätigkeiten und Abläufe durch die Fortbildungsleiter demonstriert und vorgeführt.

Anschließend folgt die Übungsphase (vierte Phase), in der die Schulungsteilnehmer die vorher demonstrierten Tätigkeiten selbstständig durchführen und üben.

Zur Ergebnissicherung schließt sich die Phase der Evaluation an (fünfte Phase). In der Evaluation kommt es zur Sicherung der erlernten Abläufe. Dies beinhaltet neben der Wertschätzung und Anerkennung der Teilnehmer auch ein Feedback an den Dozenten, sowie die Planung weiterführender Schulungen.

3 Konzept zur Durchführung der Fortbildung zum Thema ABCDE – Schnellbeurteilung von Schwerverletzten in der Präklinik

Nachfolgend wird das Konzept zur Durchführung der Fortbildung gemäß den Phasen einer Anleitungssituation nach Quernheim beschrieben. Das Schulungskonzept ist für eine rettungsdienstliche Fortbildung auf einer (Lehr-)Rettungswache ausgelegt.

3.1 Vorbereitung der Fortbildung

Die Fortbildung wird in einem Schulungsraum einer Rettungswache durchgeführt. Der Teilnehmerkreis besteht aus Rettungssanitätern und Rettungsassistenten des zu schulenden Rettungsdienstbereichs. Es sind junge Mitarbeiter, die grade Ihre Ausbildung beendet haben bzw. im Anerkennungsjahr zum Rettungsassistenten sind, sowie Mitarbeiter mit jahrzehnte langer Erfahrung zu erwarten. Gleiches gilt für die Altersstruktur, welche vom 18ten bis zum 65ten Lebensjahr zu erwarten ist. Die Motivation der Teilnehmer wird ebenfalls gemischt sein und alle Fassetten abbilden. Diese wird von der extrinsischen Motivation der Fortbildungspflicht[1] - mit arbeitsrechtlichen Konsequenzen beim Versäumen – bis hin zur intrinsischen Motivation des Festigen und Erlernen von teilweise neuem Fachwissen reichen.

Obwohl das ABCDE-Konzept mittlerweile zum Standard der rettungsdienstlichen Versorgung gehören sollte, werden gerade langjährige Mitarbeiter einen höheren Schuldungs- und Anleitungsbedarf haben. Dies ist der Ursache geschuldet, dass gerade die langjährigen Mitarbeiter auf Grund ihrer Praxiserfahrung und der Routine im Einsatzablauf teilweise nicht über ein aktuelles evidenzbasiertes Fachwissen verfügen bzw. dieses nicht vollständig bekannt ist.

Alle einzelnen Maßnahmen des hier beschriebenen Fortbildungskonzepts, wie beispielsweise die Auskultation der Lunge oder die Untersuchung des Thorax, zur Überprüfung auf eine Instabilität sind den Fortbildungsteilnehmern bekannt. In der hier beschriebenen Fortbildung wird eine prioritätsorientierte Abfolge dieser Maßnahmen, in Form des ABCDE-Algorithmus beschrieben.

3.2 Planung der Fortbildung

Nachdem die Voraussetzungen der Fortbildung erarbeitet wurden, gilt es im nächsten Schritt, die Lerninhalte, Lernziele und Methoden zur Wissensvermittlung zu erfassen.

3.2.1 Lerninhalte der Fortbildung – Das ABCDE-Schema

Wie bereits im Kapitel 1 beschrieben, soll in dieser Fortbildung das ABCDE-Schema zur Erstbeurteilung von Schwerverletzen gelehrt werden. Die Erstbeurteilung – in

---

[1] Die Fortbildungsmaßnahmen sind durch verschiedene Ordnungen und Gesetze der Bundesländer und der am Rettungsdienst beteiligten Organisationen geregelt. Im Land Brandenburg schreibt die Landesrettungsdienstplanverordnung im §7 „Fortbildung des Personals" eine insgesamt 24 Stunden umfassende Fortbildungszeit für jeden Mitarbeiter pro Kalenderjahr vor.

verschiedenen, international anerkannten Behandlungskonzepten (Bsp.: ATLS, PHTLS) auch „Primary Survey" genannt – dient der Überprüfung des Zustandes der lebenswichtigen Vitalfunktionen des Patienten. Sie dient der Einschätzung, ob es sich um einen potentiell kritischen Patienten handelt und ein sofortiger Transport in ein geeignetes Traumzentrum notwendig ist. Sollte bei der Erstbeurteilung festgestellt werden, dass Vitalfunktionen bedroht sind, ist es notwendig, diese durch die Durchführung geeigneter lebensrettender Erstmaßnahmen zu behandeln. Lebensrettende Maßnahmen sind beispielsweise das Freimachen der Atemwege oder das Stillen einer starken äußeren Blutung. Diese Maßnahmen dienen dem Ziel, dass alle lebensnotwendigen Zellen im Körper ausreichend oxygeniert werden.

Dabei sind die einzelnen Schritte des ABCDE-Schemas nach ihrer Priorität geordnet. So müssen erst die Atemwege (A – Airway) untersucht und bewertet werden, soiwe ggf. durch geeignete Maßnahmen gesichert werden, bevor mit der Überprüfung der Atmung (B – Breathing) selbst begonnen wird. Durch diese Form der Erstbeurteilung können lebensbedrohliche Zustände zügig erkannt, und gemäß ihrer Dringlichkeit eingeteilt sowie behandelt werden. Dabei werden lebensbedrohliche Zustände wie folgt eingeteilt:

- A-Problem – Verlegung oder Beeinträchtigung der Atemwege
- B-Problem – Beeinträchtigungen der Atmung
- C-Problem – eingeschränkte oder fehlende Kreislauffunktionen
- D-Problem – verminderter neurologischer Zustand
- E-Problem – weitere Frakturen oder Weichteilverletzungen

Im Falle einer sichtbaren starken Blutung (C-Problem) ist eine Abweichung vom ABCDE-Schema notwendig. So ist eine starke äußere Blutung erst mit geeigneten Mitteln zu stillen, bevor mit der eigentlichen Abarbeitung des ABCDE-Schemas begonnen werden kann. Diese Abweichung ist notwendig, da ohne Blutstillung Erythrozyten aus dem Körper austreten, und dadurch der Sauerstofftransport und die Sauerstoffversorgung lebenswichtiger Zellen negativ beeinträchtigt wird.

Die Erläuterung des ABCDE-Schemas und die Begründung der Notwendigkeit der Anwendung ist Voraussetzung zur Beschreibung des eigentlichen Lernziels der Fortbildung: der Durchführung einer ABCDE-Beurteilung. In den folgenden Unterabschnitten werden die einzelnen Punkte der ABCDE-Beurteilung schrittweise erläutert. Dabei wird angenommen, dass es sich beim Rettungsteam um eine Rettungswagenbesatzung mit einem Rettungsassistenten (Teamführer) und einem Rettungssanitäter handelt[2].

3.2.1.1 A – Beurteilung der Atemwege/HWS-Immobilisation

Nachdem der Patient gefahrlos (d.h. ohne Eigengefährdung des Rettungsdienstpersonals, durch beispielsweise Schusswaffengebrauch, Rauchgase oder fließenden Straßenverkehr – es besteht ggf. die Notwendigkeit, die Einsatzstelle durch Spezialkräfte von Polizei oder Feuerwehr zu sichern) erreicht wurde, beginnt die Erstuntersuchung gemäß dem ABCDE-Schema. Die eigentlichen Untersuchungen nach dem ABCDE-Schema werden vom Teamführer (Rettungsassistent) durchgeführt. Der Rettungssanitäter wirkt bei den Untersuchungen unterstützend mit. Im Falle von schwerverletzten Patienten führt er eine Stabilisierung der Halswirbelsäule (HWS) durch (Abbildung 1). Diese wird durch das seitliche Fixieren des Kopfes mit den Händen erreicht. Befindet sich der Patient in Rückenlage, so kann die HWS in eine Neutralposition verbracht werden, wenn dies schmerzfrei möglich ist. Die Stabilisierung der HWS, wird bis zu einer endgültigen Immobilisierung durch eine Vakuummatratze oder ein Spineboard mit Kopffixierung, ohne Unterbrechung durch den Rettungssanitäter durchgeführt.

Parallel zur Stabilisierung der HWS beginnt die eigentliche Untersuchung der Atemwege durch den Teamführer. Durch den Teamführer muss sichergestellt sein, dass die Atemwege frei sind da dies Voraussetzung für die Sauerstoffaufnahme ist. Sind die Atemwege verlegt (Bsp.: durch Zurückrutschen der Zunge bei bewusstseinseingetrübten Patienten) muss schnell durch das Rettungsteam interveniert werden. Möglichkeiten er Intervention sind die Anwendung des Trauma-Jaw-Thrust (modifizierter Esmarch-Handgriff; Abbildung 1) oder das Entfernen von Fremdkörpern (Bsp.: Blut, Erbrochenes, Zahnprothesen) erreicht werden. Um sekundäre Schädigungen an der HWS zu vermeiden, ist während des Freimachens der Atemwege die Stabilisierung der HWS zu beachten. Bei bewusstseinseingetrübten Patienten können die Atemwege zusätzlich durch die Inserierung von Hilfsmitteln des erweiterten Atemwegsmanagement (Bsp.: Guedeltubus, Wendeltubus, Larynxmaske, Larynxtubus, Endotrachealtubus) gesichert werden, sofern diese sofort zur Verfügung stehen und der Anwender in deren Umgang geschult ist.

---

[2] Das Berufsbild „Rettungsassistent" ist eine zweijährige Berufsausbildung gemäß Rettungsassistentengesetz. Rettungssanitäter haben eine 520-stündige Ausbildung absolviert, gemäß Rettungssanitäterausbildungsverordnung absolviert. Rettungswagen werden in der Regel mit einem Rettungsassistenten und einem Rettungssanitäter besetzt (Mindestanforderung), vgl. §18(1) Rettungsdienstgesetz des Landes Sachsen-Anhalt.

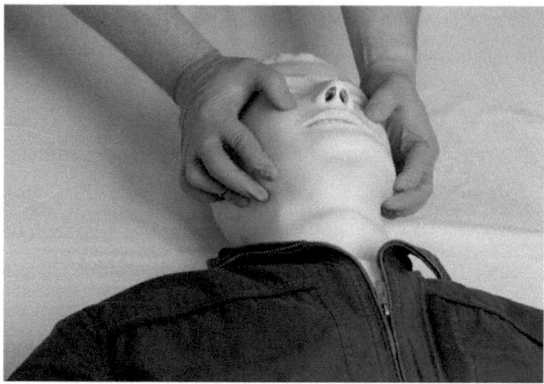

Abbildung 1. Stabilisierung der HWS durch den Rettungssanitäter. Freihalten der Atemwege durch Nutzung des Trauma-Jaw-Thrust – Zeige- und Mittelfinger schieben den Unterkiefer nach vorn, während die Daumen auf den Jochbeinen liegen.

Nachdem das Freihalten der Atemwege gewährleistet ist, folgt die Untersuchung der Atmung selbst.

3.2.1.2 B – Beurteilung der Atmung

Durch freie Atemwege kann Sauerstoff in die Lunge gelangen, um dort über die äußere Atmung in den Blutkreislauf zu diffundieren. Durch eine effektive Atmung kann eine Hypoxie und somit ein Sauerstoffmangel im Gewebe vermieden werden. Im ersten Schritt der Beurteilung der Atmung ist durch das Rettungsteam festzustellen, ob der Patient atmet. Hat der Patienten einen Atemstillstand, muss unverzüglich mit einer Beutel-Masken-Beatmung begonnen werden. Sofern es technisch ohne Zeitverzögerung möglich ist, sollte ein Beatmungsbeutel mit angeschlossenem Sauerstoffreservoir unter Zuführung von 10 l/min Sauerstoff verwendet werden. Nachdem eine suffiziente Beatmung sichergestellt ist, kann die weitere Untersuchung fortgeführt werden.

Atmet der Patient, ist zu überprüfen, ob die Atmung suffizient ist. Dabei wird die Atmung auf Atemfrequenz (AF) und Atemtiefe überprüft. Die physiologischen Normalwerte für einen Erwachsenen (in Ruhe) liegen bei einer Atemfrequenz von ca. zwölf Atemzügen je Minute und bei einer Atemtiefe von ca. 500 ml je Atemzug. Die Atemfrequenz kann durch das Teammitglied, das den Kopf und die HWS stabilisiert, ausgezählt werden. Ist die Atmung zu langsam (Bradypnoe), muss sie mit einer assistierenden Beatmung (Beutel-Masken-Beatmung) unterstützt werden. Dabei ist die Nutzung eines Sauerstoffreservoir, mit einer hohen Zufuhr von Sauerstoff (min. 10 l/min) anzustreben. Ist die Atmung zu schnell (Tachypnoe), ist dies ein Hinweis für einen Sauerstoffmangel im Körper. Durch den Sauerstoffmangel steigt die Kohlendioxidkonzentration im Körper. Durch eine Erhöhung der Atemfrequenz versucht der Körper die CO_2-Konzentration zu verringern. Dieser Effekt kann durch die Insufflation von Sauerstoff über eine Sauerstoffmaske verringert werden. Steigt die Atemfrequenz auf eine abnormal hohe Frequenz (> 30/min) an, so ist das ein Anzeichen einer großflächigen Gewebshypoxie, die nur durch eine assistierte Beatmung kompensiert werden kann. In Tabelle 2 ist eine Auflistung, bezüglich der Maßnahmen zur Wiederherstellung einer physiologischen Atemfrequenz notwendig sind erläutert.

Tabelle 2

Maßnahmen zur Weiderherstellung einer normofrequenten Spontanatmung

Atemfrequenz (je Minute)	Maßnahmen
< 12	assistierte bzw. konunierliche Beutel-Masken-Beatmung (Sauerstoffzufluss von 10 l/min)
12 – 20	Beobachtung, begleitende Sauerstoffinsufflation über Sauerstoffbrille
20 – 30	Sauerstoffinsufflation über Sauerstoffmaske (min. 10 l/min)
> 30	assistierte Beutel-Masken-Beatmung (Sauerstoffzufluss von 10 l/min)

Nachdem Maßnahmen zur Wiederherstellung einer normofrequenten Spontanatmung durch das Rettungsteam eingeleitet wurden, wird der Brustkorb des Patienten durch den Teamführer komplett entkleidet. Anscheißend erfolgt eine Auskultation der Lunge und eine Inspektion, Palpation und Perkussion des Thorax. Durch diese Untersuchungen können Verletzungen des Thorax und somit mögliche Ursachen für eine Atemstörung festgestellt werden. Sofern eine Pulsoxymetrie zur Verfügung steht, kann diese weitere Information über die Effektivität der Atmung (Sauerstoffsättigung) geben.

Das Vorhandensein einer insuffizienten Atmung, paradoxer Atmung, asymmetrischer Atemexkursionen sowie abgeschwächter Atemgeräusche geben Hinweise auf ein vorliegendes B-Problem.

Wird bei der Beurteilung der Atmung ein einseitig abgeschwächtes Atemgeräusch auskultiert, in Verbindung mit einem deutlich wahrnehmbaren hypersonoren Klopfschal, einer sichtbaren Halsvenenstauung, einer zunehmenden Kurzatmigkeit sowie einem Krepitationsgeräusch über dem Thorax, sind dies sichere Anzeichen für einen sich entwickelnden Spannungspneumothorax. Ein Spannungspneumothorax ist ein lebensbedrohlicher Zustand, bei dem Luft in den Pleuraspalt einströmt und es zu einer intrathorakalen Druckerhöhung kommt. Zur Behandlung eines Spannungspneumothorax ist eine sofortige Entlastungspunktion des Thorax notwendig.

Nach der Beurteilung der Atmung und der Durchführung lebensrettender Maßnahmen bei vorhandenen B-Problemen ist der Gasaustausch in der Lunge gewährleistet. Im nächsten Schritt wird der Zustand des Kreislaufsystems beurteilt.

3.2.1.3 *C – Beurteilung des Kreislaufsystems*

Nachdem lebensbedrohliche Zustände der Atemwege und der Atmung ausgeschlossen oder behandelt wurden, ist eine Versorgung der Erythrozyten mit Sauerstoff möglich. Nächster Schritt im ABCDE-Algorithmus ist eine Beurteilung des Kreislaufsystems, um mögliche Probleme des Sauerstofftransports im Körper zu identifizieren.

Dabei wird der Patient im ersten Schritt auf starke äußere Blutungen untersucht. Spritzende, hellrote arterielle Blutungen sind als lebensbedrohlich anzusehen und müssen sofort behandelt werden. Eine Blutstillung kann dabei durch direkten Druck auf die Wunde oder durch das Anlegen eines Tourniquet[3] erreicht werden. Da bei einer arteriellen Blutung kontinuierlich Erythrozyten aus dem Körper entweichen und sich somit die Fähigkeit des Sauerstofftransports verringert, wird die Maßnahme der Stillung einer starken äußeren Blutung noch vor der A-Beurteilung (Atemwege) gestellt.

Nachdem lebensbedrohliche äußere Blutungen ausgeschlossen oder gestillt wurden, untersucht der Teamführer die großen Blutungsräume des Patienten auf mögliche starke innere Blutungen. Zu den großen Blutungsräumen gehören Thorax (wurde bei der B-Beurteilung bereits untersucht), Abdomen, Becken und Oberschenkel.

Bei der Untersuchung des Beckens muss der Teamführer behutsam vorgehen. Ist das Becken instabil, können selbst kleinere Bewegungen eine beginne Selbsttamponade von

---

[3] Tourniquets sind Bandagen zur Abbindung einer Extremität. Sie werden eigesetzt, wenn der direkte Druck auf die Wunde keine Blutstillung zur Folge hat. Steht kein kommerzielles Tourniquet zur Verfügung, kann eine Blutstillung auch durch das Anbringen einer Blutdruckmanschette erreicht werden. Die Anlagezeit muss protokoliert werden, das Tourniquet darf erst im OP wieder gelöst werden.

Blutungen unterbrechen. Die Untersuchung selbst beginnt mit der Analyse des Unfallhergangs. Daran schließt sich die Inspektion des Beckens an, gefolgt von einer Palpation, um eine mögliche Instabilität zu ergründen. Dabei wird das Becken erst seitlich untersucht, anschließend erfolgt die Palpation von oben. Im dritten Schritt wird die Symphyse auf ihre Stabilität überprüft. Das Becken wird nur einmalig untersucht, da jede weitere Untersuchung eine mögliche Selbsttamponade innerer Verletzungen beeinträchtigen könnte. Weiterhin gilt der Grundsatz, dass bei einem Anzeichen auf eine Beckenfraktur während der Untersuchung diese abgebrochen wird und von einer Beckenverletzung ausgegangen wird. Dies gilt bereits für die Analyse des Unfallhergangs. Beckenverletzungen sind typisch für Hochenergieverletzungen. Wird von einem solchen Traum ausgegangen (Bsp.: Sturz aus Höhen, die höher als die dreifache Körpergröße sind), erfolgt keine weitere Untersuchung des Beckens.

Neben der Untersuchung der großen Blutungsräume wird das Kreislaufsystem des Patienten auf weitere Schockzeichen untersucht. Eine kalte, feuchte, bläulich/blasse Hautbeschaffenheit sind Anzeichen für ein bestehendes C-Problem. Gleiches gilt für das Tasten des peripheren Pulses: ist dieser schnell, fadenförmig und schwach tastbar, oder nicht mehr vorhanden, ist von einem potentiellen C-Problem auszugehen. Wird bei der Durchführung einer Nagelbettprobe[4] eine Rekapillarisierungszeit von länger als zwei Sekunden beobachtet, ist ebenfalls von einer Beeinträchtigung der peripheren Perfusion auszugehen.

Da die meisten Blutungen in der präklinischen Phase nur insuffizient behandelt werden können, müssen Patienten mit einem ausgeprägten C-Problem zügig in ein geeignetes Krankenhaus transportiert werden.

Nachdem mögliche C-Probleme erkannt wurden und durch geeignete lebensrettende Handgriffe anbehandelt wurden, erfolgt die Untersuchung des neurologischen Zustandes des Patienten.

3.2.1.4 D – Beurteilung des neurologischen Patientenzustands

Zum Zeitpunkt der Untersuchung des neurologischen Zustands des Patienten wurden bereits alle lebensbedrohlichen Komplikationen der Atemwege, der Atmung sowie des Kreislaufsystems ausgeschlossen bzw. erkannt und stabilisiert. Im nächsten Schritt wird ein

---

[4] Ausüben von Druck auf das Nagelbett von Fingern oder Zehen zum Feststellen der Durchblutung.

neurologischer Erstbefund des Notfallpatienten erhoben. Dieser gibt erste Aussagen über mögliche Verletzungen des zentralen Nervensystems.

Bei der Erstbeurteilung des neurologischen Zustands werden Bewusstseinszustand sowie die Pupillen des Patienten untersucht. Eine Pupillendifferenz ist ein Anzeichen für eine Raumforderung im Gehirn. Um den Bewusstseinszustand des Patienten zügig beurteilen zu können, wird die Glasgow-Coma-Scale (GCS) genutzt (Tabelle 3). Zum Ermitteln der Schwere einer neurologischen Beeinträchtigung wird das Öffnen der Augen, die verbale und motorische Reaktion des Patienten beurteilt. Maximal können 15 Punkt bei der Beurteilung nach GCS erreicht werden. Bei einem GCS-Wert von 15-13 Punkte ist eine leichte neurologische Beeinträchtigung zu erwarten, zwölf bis neun Punkt lassen auf eine mittelschwere Beeinträchtigung schleißen, eine Punktzahl unter acht deutet auf ein schwerwiegendes neurologisches Problem.

Tabelle 3

Beurteilung des neuroloischen Status anhand der Glasgow-Coma-Scale (GCS)

Punkte	Augen öffnen	Verbale Reaktion	Motorische Reaktion
6	-	-	gezielt auf Aufforderung
5	-	orientiert	gezielt auf Schmerz
4	spontan	desorientiert	ungezielt auf Schmerz
3	auf Aufforderung	einzelne Worte	Beugekrampf (auf Schmerzreiz)
2	auf Schmerzreiz	einzelne Laute	Strecksynergismen (auf Schmerzreiz)
1	keine Reaktion	keine Reaktion	keine Reaktion

3.2.1.5 E – Entkleidung des Patienten/Wärmeerhalt

Nachdem in den Schritten A bis D alle potenziell lebensbedrohlichen Zustände des Patienten erkannt wurden, erfolgt die komplette Entkleidung des Patienten. Dies dient der schnellen Gesamtbeurteilung aller Körperregionen und gibt Auskunft über weitere Verletzungen die unbehandelt können potenziell lebensbedrohlich werden können. Damit Kleidung zügig und schonend vom Patienten entfernt werden kann, empfiehlt es sich, die Kleidung entlang der Extremitäten und des Rumpfes aufzuschneiden (Abbildung 2). Nachdem der Patienten komplett entkleidet wurde, ist er vor weiterer Auskühlung zu schützen. So kann die E-Beurteilung auch zu einem späteren Zeitpunkt im vorgeheizten Rettungswagen durchgeführt werden, wenn dies die Schwere der Verletzungen zulässt.

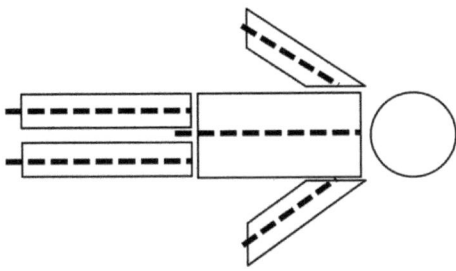

Abbildung 2. Mögliche Schnittlinen zum schnellen Entfernen von Kleidung.

3.2.1.6 Ergebnisse der ABCDE-Beurteilung

Nach der Durchführung der Erstbeurteilung des Schwerverletzten nach dem ABCDE-Schema hat das Rettungsteam einen ersten Überblick über die Art, Schwere und Anzahl der Verletzungen. Es kann jetzt entschieden werden, ob es sich beim Notfallpatienten um einen potenziell kritischen Patienten handelt, der zur weiteren Behandlung sofort in ein geeignetes Klinikum transportiert werden muss oder eine weiterführende Diagnostik und Therapie vor einem Abtransport in die Klinik durchgeführt werden kann.

Ist im Rahmen der fortführenden Behandlung eine Verschlechterung des Patientenzustands erkennbar, sollte eine erneute Beurteilung nach dem ABCDE-Schema durchgeführt werden, um die Ursache für die Zustandsverschlechterung zu erkennen.

3.2.2 Lernziele der Fortbildung

Nachdem im Abschnitt 3.2.1. die Inhalte der Fortbildung definiert worden sind, werden an dieser Stelle die Lernziele der Fortbildung beschrieben. Dabei werden die Lernziele in Richtziel, Grobziel und Feinziel unterteilt. Wie bei Mensdorf (2008) definiert, beziehen sich Richtziele auf das Verständnis für übergeordnete Prinzipien. Grobziele beschreiben das Gesamtziel und weisen einen mittleren Grad an Eindeutigkeit und Präzision einer Beschreibung auf. In den Feinzielen werden konkrete Ausbildungsinhalte präzise formuliert.

Aus dieser Definition ergeben sich für das hier beschriebene Fortbildungskonzept zur Erstbeurteilung von Schwerverletzten folgende Lernziele:

Als Richtziel der Fortbildung wird die Schaffung von Akzeptanz eines Grundverständnisses für die Notwendigkeit einer prioritätsorientierten umfassenden Erstbeurteilung von schwerstverletzten Patienten definiert.

Grob- und Gesamtziel der Fortbildung ist das Erlernen einer prioritätsorientierten Erstbeurteilung anhand des ABCDE-Schemas.

Das Feinziel der Fortbildung besteht aus dem Erlernen und der korrekten Ausführung einzelner Schritte und Maßnahmen der Erstbeurteilung anhand des ABCDE-Schemas durch die Fortbildungsteilnehmer.

3.2.3 Lernmethoden der Fortbildung

Um die in den Abschnitten 3.2.1. und 3.2.2. beschriebenen Lerninhalte und –ziele der Fortbildung anschaulich zu vermitteln, werden verschiedene Methoden zur Wissensvermittlung eingesetzt. Diese unterteilen sich in zwei Bereiche: in einen theoretischen und in einen praktischen Teil der Fortbildung. Eine solche Unterteilung ist notwendig, um möglichst viele Teilnehmer der Fortbildung anzusprechen.

So teilt Mensdorf (2008) Menschen in drei Arten von Lerntypen ein: visueller Lerntyp, psychomotorischer Lerntyp und kognitiver Lerntyp. Dabei wird beschrieben, dass der visuelle Lerntyp effektiv durch eine Veranschaulichung des Lerninhalts Wissen aufnehmen kann. Dies kann beispielsweise durch das Anwenden von Bildern und Modellen erreicht werden. Der psychomotorische Lerntyp lernt durch praktisches Tun am effektivsten. Beim kognitiven Lerntyp ist ein effektives Lernen möglich, wenn Zusammenhänge durch Worte und Symbole erläutert werden.

Da es sich bei den meisten Menschen um eine Mischung aus verschiedenen Lerntypten handelt, ist es sinnvoll, neues Wissen durch Bild, Wort und praktisches Handeln an die Lernenden zu vermitteln (Mensdorf, 2008).

Im theoretischen Teil der hier beschriebenen Fortbildung werden die Lerninhalte durch einen theoretischen Vortrag des Lehrenden vermittelt. Dieser Vortrag wird durch die Wiedergabe einer EDV-gestützten Präsentation optisch unterstützt. Dadurch werden sowohl der visuelle als auch kognitive Lerntyp erreicht.

Der praktische Fortbildungsteil besteht aus einer Demonstration einer Erstbeurteilung nach ABCDE-Schema durch die Lehrenden, sowie aus dem Üben der Maßnahmen durch die Lernenden. Dabei werden bei der Demonstration alle Maßnahmen durch einen Lehrenden schrittweise kommentiert und erläutert. Durch diese Art der praktischen Vermittlung von Wissen werden alle drei Formen von Lerntypen direkt angesprochen.

3.3 Durchführung der Fortbildung

Nachdem die Rahmenbedingungen der Fortbildung durch das Einschätzen der Lernvorsetzungen und Lernbedürfnisse der Fortbildungsteilnehmer sowie der Festlegung der Lerninhalte, Lernziele und Methoden zur Umsetzung gesetzt wurden, beschäftigt sich der folgende Abschnitt mit der eigentlichen Durchführung der Fortbildungsveranstaltung. Die Durchführung gliedert sich dabei in zwei große Abschnitte: den Abschnitt der Durchführungs- und Demonstrationsphase und den Abschnitt der Übungsphase.

Beim hier beschriebenen Konzept zur Durchführung einer rettungsdienstlichen Fortbildung zum Thema der Erstbeurteilung von Schwerverletzten handelt es sich um eine praxisbezogene Ausbildung. Um eine effektive Fortbildung durchführen zu können, sollte die Teilnehmerzahl auf zwölf bis 15 Teilnehmer begrenzt sein. Gleichzeitig sollte sie von drei Ausbildern geleitet werden, die einen Anwenderkurs eines zertifizierten Kurssystems zur Behandlung von Traumapatienten erfolgreich absolviert haben (Bsp. ATLS, ITLS, PHTLS) und an regelmäßigen Fortbildungen auf diesem Themengebiet teilnehmen. Eine Qualifizierung als Lehrrettungsassistent ist ebenfalls anzustreben. Sind diese beiden Vorrausetzungen der Lehrenden erfüllt, kann eine fachlich und methodisch hochwertige Fortbildung gewährleistet werden. Durch das Vorhandensein von drei Lehrenden kann das ABCDE-Schema in der Demonstrationsphase fachlich versiert erläutert und vorgeführt werden. Gleichzeit ist es möglich, eine effektive Betreuung der Teilnehmer während der Übungsphase zu gewährleisten. Bei einem Verhältnis von zwölf bis 15 Teilnehmern und drei Lehrenden können so drei Kleingruppen mit je vier bzw. fünf Teilnehmern gegründet werden.

3.3.1 Durchführungs- und Demonstrationsphase – Erläuterung des ABCDE-Schemas durch die Lehrenden

In der Durchführungs- und Demonstrationsphase werden die im Abschnitt 3.2.1 beschriebenen Lerninhalte durch die Lehrenden erläutert. Dabei wird das ABCDE-Schema im ersten Schritt durch einen Lehrvortrag erläutert. Der Lehrvortrag wird dabei durch eine EDV-gestützte Präsentation optisch aufgewertet und unterstützt. Dabei sollte eine Zeit von 20 Minuten nicht überschritten werden. Im Anschluss an den Lehrvortrag folgt ein kurzes

Unterrichtsgespräch. Im Unterrichtsgespräch haben Teilnehmer die Möglichkeit offene Frage zum ABCDE-Schema durch den Lehrenden beantworten zu lassen. Für dieses Unterrichtsgespräch sind weitere zehn Minuten Zeit einzuplanen, sodass das ABCDE-Schema in einer Gesamtzeit von ca. 30 Minuten theoretisch erörtert wurde.

Nachdem das ABCDE-Schema den Teilnehmen theoretisch vermittelt wurde, wird es im nächsten Schritt in durch eine Demonstration vorgeführt. Dazu wird das ABCDE-Schema von zwei Lehrenden an einem Teilnehmer[5] bzw. einem Übungsphantom[6] vorgeführt. Dazu liegt der Teilnehmer bzw. das Übungsphantom in Rückenlage auf einer Übungsmatte. Zwei Lehrende bilden ein Rettungsteam und führen die einzelnen Schritte einer Erstbeurteilung nach dem ABCDE-Schema durch. Parallel zur Durchführung werden die einzelnen Schritte durch den dritten Lehrenden den Teilnehmern mündlich erläutert. Durch das Sehen der durchgeführten Maßnahmen und das Hören der Erläuterung der Maßnahmen werden beim Teilnehmer verschiedene Sinne gereizt. Somit können Information auf verschiedenen Wegen aufgenommen werden. Mensdorf (2008) beschreibt, dass ca. 50% der Informationen, die von Menschen gehört und gesehen wurden, als Wissen gespeichert werden.

Da bei dieser Demonstration alle Schritte der ABCDE-Beurteilung vorgeführt werden sollen, werden keine lebensbedrohlichen Zustände am Patienten diagnostiziert.

Die Demonstration der ABCDE-Beurteilung sollte in einer Zeit von fünf Minuten vorgeführt werden. Weitere zehn Minuten sollten im Anschluss der Vorführung zur Klärung offener Fragen veranschlagt werden.

Die Gesamtzeit für die Durchführungs- und Demonstrationsphase sollte eine Zeit von 45 Minuten nicht überschreiten.

3.3.2 Übungsphase – Durchführung einer Erstbeurteilung durch den Teilnehmer

90% von dem, was ein Mensch selbst tut, wird als Wissen gespeichert (Mensdorf, 2008). Das Nachmachen und Üben der im Abschnitt 3.2.1 beschriebenen und demonstrierten Beurteilung führt beim Fortbildungsteilnehmer zum größten Lerneffekt. In der Übungsphase sollen die Rettungssanitäter und Rettungsassistenten, die an der Fortbildung teilenehmen, die

---

[5] Der Teilnehmer sollte bereits Grundkenntnisse in der Anwendung des ABCDE-Schemas haben, da alle Maßnahmen am Teilnehmer durchgeführt werden und er so der Demonstration nur bedingt folgen kann.

[6] Da auf den meisten Lehrrettungswachen nur Übungsphantome zur Durchführung von erweiterten Maßnahmen der Reanimation zur Verfügung stehen, ist eine Demonstration des ABCDE-Schemas an einem Übungsphantom nur bedingt möglich. Dies bezieht sich besonders auf die Untersuchung von Becken und Oberschenkeln, da diese Körperregionen meist nicht anatomisch korrekt dargestellt sind.

einzelnen Schritte der ABCDE-Beurteilung durch Nachmachen praktisch üben und erlernen. Um das Üben für jeden Teilnehmer effektiv gestalten zu können, wird die Fortbildungsgruppe in drei Kleingruppen aufgeteilt. Jede Gruppe besteht dabei aus vier bis fünf Teilnehmern, die von einem Lehrenden betreut werden.

In diesen Kleingruppen bilden je zwei Teilnehmer ein Rettungsteam, ein Teilnehmer mimt den Patienten. Die restlichen ein bzw. zwei Teilnehmer beobachten die ABCDE-Beurteilung des übenden Rettungsteams und geben im Anschluss an die Übung eine kurze Auswertung. Der Lehrende, der die Kleingruppe betreut, unterstützt das übende Rettungsteam, indem er Hilfestellung bei der Beurteilung gibt. Eine solche Hilfestellung ist die Erläuterung des ABCDE-Schemas für den Fall, dass das übende Rettungsteam Probleme bei der Durchführung der Reihenfolge der Maßnahmen hat. Um alle Maßnahmen der ABCDE-Beurteilung effektiv üben zu können, wird davon ausgegangen, dass beim Patienten keine lebensbedrohlichen Zustände festgestellt werden. Die Zeit zum Üben ist je ABCDE-Beurteilung mit fünf Minuten veranschlagt, dazu kommen weiter fünf Minuten zur Auswertung der Durchführung der ABCDE-Beurteilung. Die Gesamtzeit für einen Übungsdurchgang beträgt somit zehn Minuten.

Damit jeder Teilnehmer eine ABCDE-Beurteilung einmal als Teamführer und einmal als Teammitglied durchführen kann, sind bei einer Gruppenstärke von fünf Teilnehmern fünf Übungsdurchgänge notwendig. Bei vier Gruppenteilnehmern sind dementsprechend vier Durchgänge notwendig. Dabei wechseln die Teilnehmer ihre Position innerhalb der Gruppe in einer Art Kreislauf. Im ersten Durchgang mimen die Teilnehmer A und B das Rettungsteam, Teilnehmer C mimt den Patienten, die Teilnehmer D und E beobachten die Beurteilung. Im nächsten Übungsdurchgang bilden die Teilnehmer A und E das Rettungsteam, der Teilnehmer B mimt den Patienten, die Teilnehmer C und D beobachten den Übungsdurchgang. Diese Rotation der Teilnehmer wird solange fortgeführt, bis jeder Teilnehmer jede Position einmal besetzt hat.

Die gesamte Übungsphase ist bei einer Kleingruppenstärke von fünf Teilnehmern mit 50 Minuten angesetzt. Bei einer Gruppenstärke von viel Teilnehmern ist die Übungsphase dementsprechend mit 40 Minuten Zeit zu planen.

3.4 Evaluation der Fortbildung

Nachdem das ABCDE-Schema durch die Lehrenden vermittelt wurde und durch die Teilnehmer der Fortbildung geübt wurde, werden in der Evaluationsphase die Lerninhalte in einem kurzen Unterrichtsgespräch zwischen Lehrenden und Teilnehmern zusammengefasst. Weiterhin haben die Teilnehmer die Möglichkeit letzte Fragen an die Lehrenden zu richten. Den Teilnehmern wird der Hinweis gegeben, dass das ABCDE-Schema regelmäßig an Patienten abgearbeitet werden sollte. Nur so kann das Schema der ABCDE-Beurteilung verinnerlicht werden. Weiterhin wird den Teilnehmern vermittelt, dass die Art der Erstbeurteilung nicht nur auf die Beurteilung von Traumapatienten beschränkt ist. So beschreiben Deakin, Nolan, Soar, Sunde, Koster, Smith und Perkins (2010) die Durchführung einer ABCDE-Analyse zur Beurteilung des Patientenzustands bei Arrhythmien oder Bradykardien sowie nach dem Wiedereinsetzen eines Spontankreislaufs im Rahmen einer kardiopulmonalen Reanimation.

Da in der hier beschriebenen Fortbildung ausschließlich eine ABCDE-Beurteilung von Traumapatienten geschult wurde, die im Rahmen dieser Erstbeurteilung keine lebensbedrohlichen Zustände aufwiesen, sind weitere Fortbildungen zur Beurteilung und Behandlung kritischer Traumapatienten eine sinnvolle Ergänzung.

Eine Möglichkeit für eine solche weiterführende Fortbildung könnte ein Fallbeispieltraining zur ABCDE-Beurteilung von vital bedrohten Schwerverletzten sein. Weitere, ergänzende Fortbildungen könnten sich mit der eigentlichen Behandlung von Schwerverletzten Patienten beschäftigen. Dabei könnten Fortbildungen zur Darstellung verschiedener Immobilisationsmöglichkeiten (Rettungsbrett, Schaufeltrage und Vakuummatratze) oder zur weiterführenden präklinischen Versorgung Schwerverletzter auf die hier beschriebene Fortbildung aufbauen oder diese ergänzen.

Zur Dokumentation der Anwesenheit an der Fortbildungsmaßnahme hat sich jeder Teilnehmer auf einer Anwesenheitsliste einzutragen (Anhang A). Damit der einzelne Teilnehmer eine Möglichkeit zur Nachweisführung der jährlichen Fortbildungsstunden hat wird ihm ein Zertifikat über die erfolgreiche Teilnahme an der hier beschriebenen Fortbildung ausgestellt (Anhang B).

4 Literaturverzeichnis

Deakin, C.D., Nolan, J.P., Soar, J., Sunde, K., Koster, R.W., Smith, G.B. & Perkins, G.D. (2010). Erweitere Reanimationsmaßnahmen für Erwachsene ("advanced life support") - Sektion 4 der Leitlinien zur Reanimation 2010 des European Resuscitation Council. *Notfall + Rettungsmedizin, 13*, 559-620. doi: 10.1007/s10049-010-1370-3

Deutsche Gesellschaft für Unfallchirurgie. (Hrsg.). (2011). *S3 – Leitlinie Polytrauma / Schwerverletzten-Behandlung.* Zugriff am 16.06.2013 unter http://www.awmf.org/uploads/tx_szleitlinien/012-019l_S3_Polytrauma_Schwerver letzten-Behandlung_2011-07.pdf

Heinrich, R. (2013). *M2 Anleitung. Schulung – Beratung – Information.* Vorlesungsskript, Gera.

Land Brandenburg (2011). *Verordnung über den Landesrettungsdienstplan (Landesrettungsdienstplanverordnung – LRDPV).* Zugriff am 23.07.2013 unter http://www.bravors.brandenburg.de/sixcms/detail.php?gsid=land_bb_bravors_01.c.5 0487.de

Land Sachsen-Anhalt (2012). *Rettungsdienstgesetz des Landes Sachsen-Anhalt (RettDG LSA) vom 18. Dezember 2012.* Zugriff am 25.06.2013 unter http://www.landesrecht.sachsen-anhalt.de/jportal/portal/t/16yc/page/bssahprod.psml/ screen/JWPDFScreen/filename/jlr-RettDGST2013rahmen.pdf

Mensdorf, B. (2008). Anleiten in der praktischen Pflegeausbildung. *CNE 4_August_2008*, 7-11.

NAEMT. (Hrsg.). (2012). *Präklinisches Taumamanagement. Prehospital Trauma Life Support (PHTLS).* München: Elsevier.

Scholz, B., Gliwitzky, B., Bouillon, B., Lackner, C.K., Hauer, T. & Wölfl, C.G. (2010). Mit einer Sprache sprechen - Die Bedeutung des Pre-Hospital Trauma Life Support® (PHTLS®) – Konzeptes in der präklinischen und des Advanced Trauma Life Support® (ATLS®) - Konzeptes in der klinischen Notfallversorgung schwerverletzter Patienten. *Notfall + Rettungsmedizin, 13*, 58-64. doi: 10.1007/s10049-009-1246-6

Wölfl, C.G., Bouilon, B., Lackner, C.K., Wentzenden, A., Gliwitzky, B., Groß, B., Brockmann, J. & Hauer, T. (2008). Prehospital Trauma Life Support ® (PHTLS®) - Ein interdiziplinäres Ausbildungskonzept für die präklinische Traumaversorgung. *Der*

Unfallchirurg 2008,1-7. doi: 10.1007/s00113-008-1466-0

5 Anhang

Anhang A: Anwesenheitsliste Aus- und Fortbildungen der DRK Rettungswache Schönebeck

Anhang B: Teilnehmerzertifikat für die Fortbildung zur präklinischen Erstbeurteilung von schwerstverletzten und polytraumatisierten Notfallpatienten an der DRK Rettungswache Schönebeck

Anhang A:

Anwesenheitsliste Aus- und Fortbildungen der DRK Rettungswache Schönebeck

Deutsches Rotes Kreuz
Kreisverband Schönebeck e.V.

Bereich	Anwesenheitsliste	Deutsches Rotes Kreuz
Rettungsdienst		

Thema der Ausbildung:	Ausbildungsdatum:	Ausbildungsort:	Ausbilder
		DRK Schönebeck	

LNR:	Name, Vorname	Unterschrift	Bemerkungen
1			
2			
3			
4			
5			
6			
7			
8			
9			
10			
11			
12			
13			
14			
15			
16			

Beginn	Ende	Die Richtigkeit der Angaben bestätigt:
....	....	
der Ausbildung		....
Dauer .... Std. Incl. 0.5 Std. Wegezeit		Datum / Unterschrift des Ausbilders

Inhalte der Schulung: siehe Anlage Protokoll

Version 1.0 - Stand: 19.04.2012 - erstellt von Ch. Hensel   Seite 1

Anhang B:

Teilnehmerzertifikat für die Fortbildung zur präklinischen Erstbeurteilung von schwerstverletzten und polytraumatisierten Notfallpatienten an der DRK Rettungswache Schönebeck

Deutsches Rotes Kreuz
Kreisverband Schönebeck e.V.
Aus- und Weiterbildung

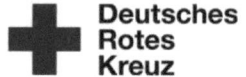
**Deutsches
Rotes
Kreuz**

Teilnahmebescheinigung

Herr Max Mustermann

hat an der Fortbildung im Rettungsdienst

präklinische Erstbeurteilung von schwerstverletzten und polytraumatisierten
Notfallpatienten – Anwendung des ABCDE-Schemas
(theoretischer und praktischer Teil)

am XX.XX.XX erfolgreich teilgenommen.

Die Fortbildung umfasste 2 Zeitstunden und wurde vom DRK Kreisverband
Schönebeck e.V. durchgeführt.

Ausbildungsschwerpunkte (Theorie):
- ABCDE-Schema zur Erstbeurteilung von Schwerverletzten

Ausbildungsschwerpunkte (Praxis):
- Anwendung des ABCDE-Schemas zur Erstbeurteilung von Notfallpatienten.

Schönebeck, den XX.XX.XX   Andreas Krebs
                                (Lehrrettungsassistent, PHTLS-Provider)

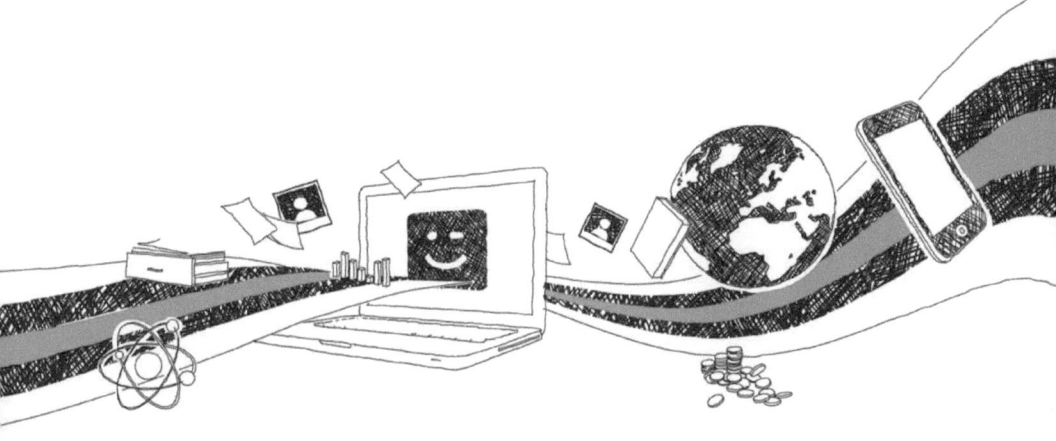
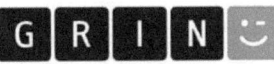